Nouha Farhat

Perturbações cognitivas na epilepsia temporal do adulto

Nouha Farhat

Perturbações cognitivas na epilepsia temporal do adulto

ScienciaScripts

Cover image: www.ingimage.com

This book is a translation from the original published under ISBN 978-620-6-72342-4.

Publisher:
Sciencia Scripts
is a trademark of
Dodo Books Indian Ocean Ltd. and OmniScriptum S.R.L publishing group

120 High Road, East Finchley, London, N2 9ED, United Kingdom
Str. Armeneasca 28/1, office 1, Chisinau MD-2012, Republic of Moldova, Europe
Printed at: see last page
ISBN: 978-620-8-14106-6

ÍNDICE

INTRODUÇÃO

INTRODUÇÃO

A epilepsia temporal (ETE) é uma doença crónica caracterizada por crises frequentes com sintomas polimórficos de difícil controlo com tratamentos anti-epilépticos. Embora as crises sejam a manifestação clínica mais incapacitante, os doentes com EET correm o risco de ter problemas de saúde associados. Entre estas co-morbilidades, as perturbações cognitivas (DC) são as mais comuns e problemáticas. Pensa-se atualmente que estas perturbações afectam 20-50% dos doentes com TE [1]. Os métodos de avaliação cognitiva utilizados diferem de um estudo para outro. Um melhor conhecimento da neuropsicologia, o desenvolvimento de testes psicométricos mais precisos e melhor adaptados em termos de função, bem como o desenvolvimento de escalas de avaliação, contribuíram para aumentar a sensibilização para a importância destas perturbações cognitivas. Estas têm um impacto na gestão (médica e cirúrgica), o que nos levou a interessarmo-nos por este tema. Neste contexto, realizámos um estudo prospetivo em doentes seguidos no serviço de neurologia de Sfax por TE diagnosticada. Tentámos detetar queixas cognitivas durante uma entrevista seguida de uma bateria de testes normalizados que exploram vários domínios cognitivos. Em seguida, procurámos correlações entre estes perfis neuropsicológicos, os factores sociodemográficos (idade do doente, sexo, etc.), a idade de início da doença, a evolução da ET (duração da epilepsia, frequência das crises, etc.), o tipo e o número de tratamentos, bem como os aspectos eléctricos (EEG) e radiológicos (presença de uma lesão, a sua natureza e localização (direita ou esquerda, etc.)).

Assim, através deste trabalho, propomo-nos a:

- Estudar e destacar o défice cognitivo em doentes com ET.
- Especificar o perfil cognitivo específico destes doentes (as áreas afectadas)
- Avaliar os efeitos secundários cognitivos do tratamento para o adaptar em conformidade
- Participar no processo de lateralização e de localização da zona epileptogénica

PACIENTES E MÉTODOS

PACIENTES E MÉTODOS

1. Descrição do estudo

Trata-se de um estudo transversal, que se inscreve no âmbito da gestão dos doentes com ET no Hospital Universitário Habib Bourguiba de Sfax durante um período de 12 anos, entre 1 de janeiro de 2004 e 30 de dezembro de 2015. Os doentes foram incluídos prospectivamente, com base em consultas ou visitas de hospitalização.

Recolhemos dados epidemiológicos e clínicos dos nossos pacientes. Procurámos encontrar uma correlação entre certos factores da doença (duração da evolução, tempo de diagnóstico, etc.), o aspeto elétrico do EEG, a resposta ao tratamento, a etiologia da epilepsia (localização e natureza da lesão) e a presença de TC.

2. Materiais de estudo :

2.1. Critérios de inclusão

Incluímos doentes neste estudo:

- Idade entre 18 e 65 anos
- Acompanhamento de uma ET definida de acordo com os critérios da Liga Internacional contra a Epilepsia (ILAE)
- Capaz de participar numa avaliação neuropsicológica

2.2 Critérios de exclusão

Todos os doentes foram excluídos deste estudo:

- que sofra de outra doença neurológica progressiva, nomeadamente demência
- Seguido de uma doença psiquiátrica, nomeadamente depressão
- Ter uma anomalia na RMN do cérebro que não seja temporal

3. Métodos de estudo :

Foram considerados todos os doentes com TE que consultaram a neurologia no Hospital Universitário Habib Bourguiba entre maio e novembro de 2022, que preenchiam os critérios de inclusão e não tinham critérios de exclusão.

3.1. Aspectos estudados :

Elaborámos uma ficha de diagnóstico para recolher os dados anamnésicos, clínicos e para-clínicos de todos os doentes. Especificámos os seguintes parâmetros para cada doente:

3.1.1. Dados anamnésticos :

Especificámos :

- Dados epidemiológicos (idade, sexo, nível de escolaridade)
- História familiar de ET
- Histórico médico pessoal e tratamentos medicamentosos actuais
- Idade de início da ET
- O tempo de evolução da doença
- Frequência dos dias CE
- A natureza do tratamento
- A idade em que aparecem as primeiras CT
- A natureza das TC inaugurais e o seu desenvolvimento

Para minimizar o risco de interferência nos nossos resultados cognitivos, utilizámos um questionário para excluir pacientes com depressão: o BECK Abbreviated Questionnaire (BDI), que procura uma possível síndrome depressiva associada. Uma pontuação de 0 a 4 é considerada normal.

3.1.2. Exame neurológico :

Durante uma das suas visitas a uma consulta ou serviço de neurologia, convidámos os doentes a participar neste estudo. Os doentes que aceitaram participar, após terem dado o seu consentimento informado, foram submetidos a um exame clínico. Todos os doentes foram submetidos a um exame neurológico completo e meticuloso. Em seguida, os pacientes foram convidados a participar numa avaliação neuropsicológica especializada, baseada numa bateria de testes normalizados para determinar a presença, a natureza e a gravidade da TC (a avaliação neuropsicológica durou cerca de 2 horas).

3.1.3. Avaliação neuropsicológica

Incluímos *treze testes* que exploram quase todos os domínios cognitivos:

Memória :

- ***Memória episódica verbal*** avaliada por :
  - *Teste de recordação selectiva (SRT)*, um teste para aprender e recordar uma lista de 15 palavras
  - Teste de 16 palavras de Grober e Buschke (RL / RI-16)
- ***Memória visual*** avaliada por :
  - Teste breve de memória visuoespacial - revisto (BVMT- R)
- ***Memória de curto prazo e memória de trabalho***: exploradas pelo teste Empanel (direto e inverso)

Funções executivas: foram investigadas através de 2 testes:

- O teste "vai-não vai
- Ensaios TMTA e TMT B

As funções visuoespaciais foram examinadas através de 2 testes

- Teste do relógio
- Teste da figura REY

A atenção é avaliada por

- Teste da campainha

A língua é testada por

- Tarefas de fluência verbal (teste ISAAC)
- Denominação (teste DO80)

3.1.4. Exames paraclínicos :

3.1.4.1. Eletroencefalograma (EEG) :

O EEG foi efectuado em todos os doentes seguidos por TE. Especificámos o ritmo de fundo e verificámos se existiam anomalias (abrandamento focal, grafoelementos patológicos paroxísticos, etc.).

3.1.4.2. Ressonância magnética cerebral :

A RMN cerebral foi efectuada por rotina em todos os doentes com TE

3.2. Análise estatística :

Os vários dados foram introduzidos utilizando o Microsoft Office Excel 2010 e analisados utilizando o software SPSS 20.

Para todos os testes estatísticos, o nível de significância (p) foi fixado em 0,05.

Utilizámos :

- Teste Chi 2 para comparar as percentagens,
- Teste t de Student para comparar 2 médias,
- o teste de correlação bivariada para comparar 2 valores quantitativos.

RESULTADOS

RESULTADOS

Inscrevemos 32 doentes com TE e 30 indivíduos saudáveis (controlos), emparelhados por idade, sexo e educação.

1. Dados epidemiológicos

1.1 Grupo ET :

1.1.1. Idade :

A idade média dos nossos doentes foi de 35 anos, variando entre 19 e 92 anos. A idade média de início foi de 18 anos, com extremos que variaram de 4 a 60 anos. A distribuição etária mostrou um pico de frequência entre os 35 e os 45 anos de idade.

1.1.2. Género :

Na nossa série, predominaram as mulheres, com um rácio de sexo (masculino/feminino) de 0,6 (**Figura 1**). Não houve diferença estatisticamente significativa na idade de início da TE entre os dois sexos (p=0,282).

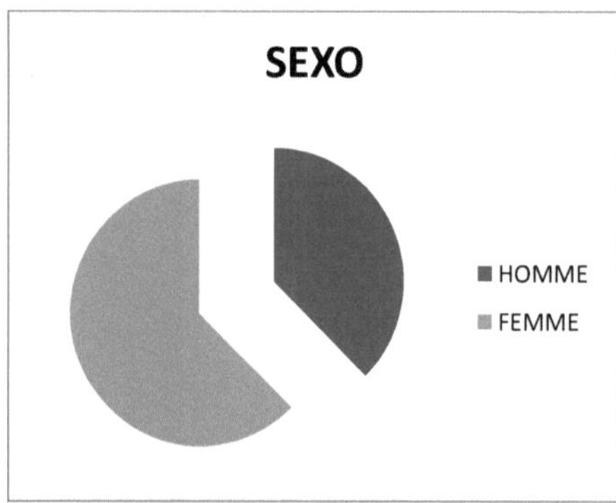

Figura 1: Distribuição dos doentes por género.

1.1.3. Nível de ensino :

Todos os nossos doentes tinham frequentado a escola. Dezoito por cento tinham o ensino secundário, enquanto seis por cento tinham o ensino superior.

1.1.4. Historial :

O interrogatório revelou história familiar de epilepsia em 4/32 dos doentes, enquanto a consanguinidade foi registada em 5 doentes. As convulsões febris ocorreram em 25% dos casos (**Figura 2**).

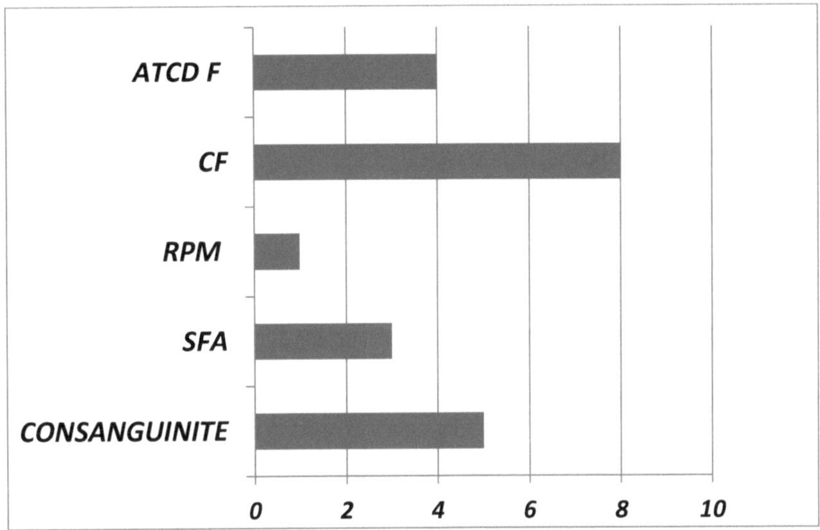

Figura 2: A história das pessoas com epilepsia

1.2 Grupo de controlo

Este grupo foi emparelhado com o grupo ET, com uma idade média dos nossos controlos de 31,1 anos (extremos que variam entre 19 e 60 anos). Neste grupo, optámos por ter mais mulheres do que homens, de modo a obter um rácio entre os sexos igual ao do grupo ET. Todos os indivíduos de controlo tinham frequentado a escola. Destes, a maioria (76% dos casos) tinha o ensino primário. Cinco indivíduos tinham um nível de escolaridade superior.

2 . Evolução da doença

2.1. Difusão da ZE

A ZE localizava-se no córtex lateral em 8 casos e no mesiotemporal em 24 casos.

Em ¾ dos casos, observou-se generalização secundária das crises temporais e 6,25% apresentaram difusão da ZE do córtex temporal para a região perisilviana. No resto dos epilépticos, a ZE difundiu-se para o córtex frontal (**Figura 3**).

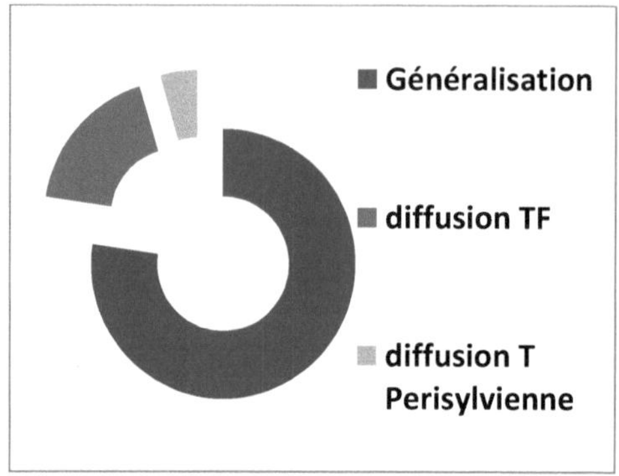

Figura 3: Distribuição da zona epileptogénica

2.2. O tempo de desenvolvimento do l'ET

A duração média da TE foi de 18,37 anos, com extremos que variaram de 15 a 32 anos.

2.3. Frequência dos ataques :

A epilepsia na nossa série foi de difícil controlo, com uma frequência média de uma crise por dia.

3. Exames paraclínicos

3.1. O EEG

O EEG, efectuado em todos os doentes, mostrava um abrandamento difuso em 6 doentes, um foco de ondas lentas em 10/32 epilépticos, enquanto era normal em metade dos casos.

3.2. Ressonância magnética cerebral

A RMN cerebral era normal em 6/32 doentes e apresentava anomalias nos restantes. Estas anomalias eram de natureza diversa, como esclerose hipocampal em 7 casos (**Figura 6**), anomalias vasculares no mesmo número, displasia cortical em 5 epilépticos, processo expansivo em 4 casos e displasia cortical temporal em 2 casos (**Figura 7**). Sinais radiológicos de atrofia hipocampal esquerda foram observados em apenas um paciente (**Figura 5**). As anomalias vasculares encontradas na nossa série foram do tipo cavernoma em 4/7 doentes, enquanto os restantes 3 foram AVC isquémicos (2 no território da artéria cerebral posterior (Figura 4) e 1 da coroide anterior). As lesões tumorais também eram diversas: 2 casos de tumor glial de baixo grau (Figura nº 8), 1 caso de oligodendrocitoma e outro de ganglioglioma anaplásico. Estas anomalias eram do lado direito em 12 casos, do lado esquerdo nos restantes 13 casos e bilaterais em apenas um caso.

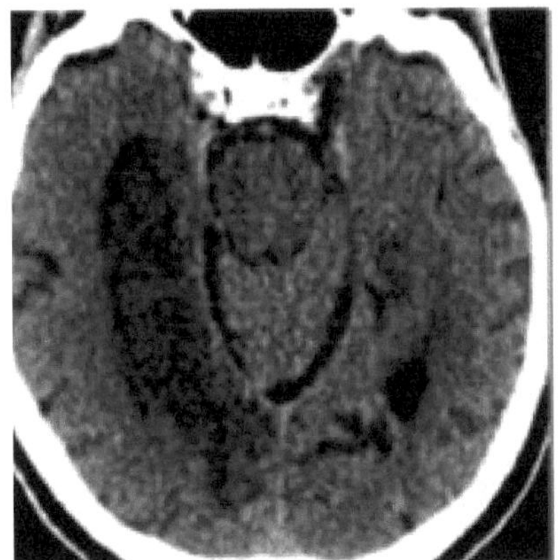

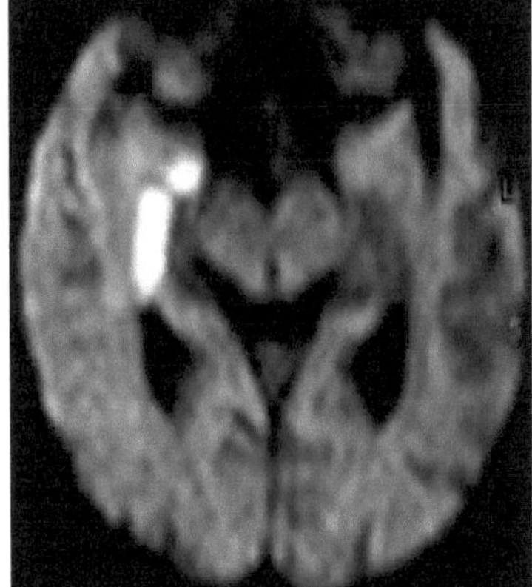

Figura 4: Cortes axiais mostrando um AVC isquémico direito no território da artéria cerebral posterior direita.

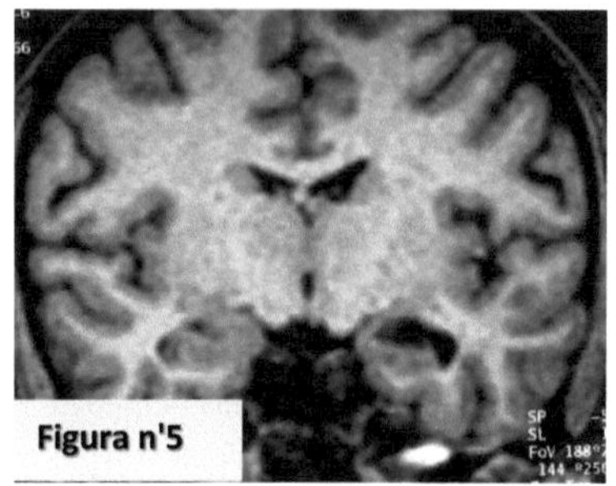

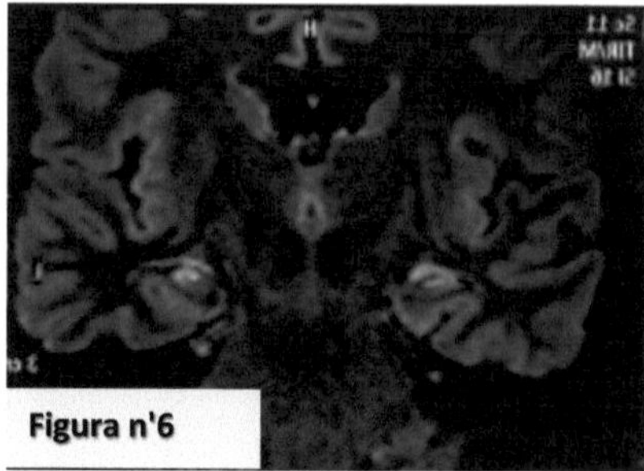

Figura 5: Secções coronais mostrando atrofia do hipocampo esquerdo

Figura 6: Secções coronais mostrando hipersinal FLAIR na parte medial dos 2 lobos temporais a favor de esclerose mesial bilateral.

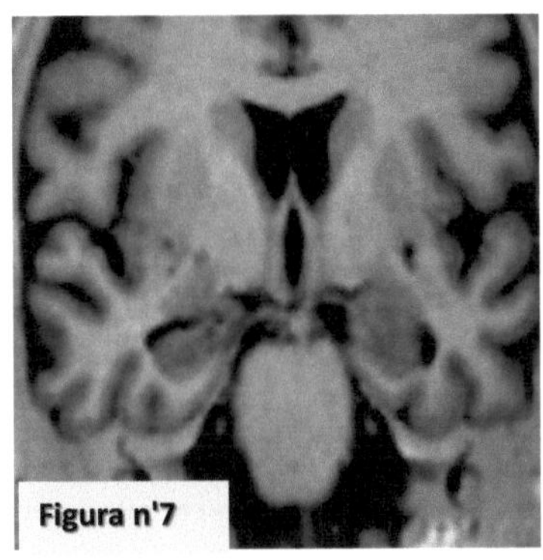

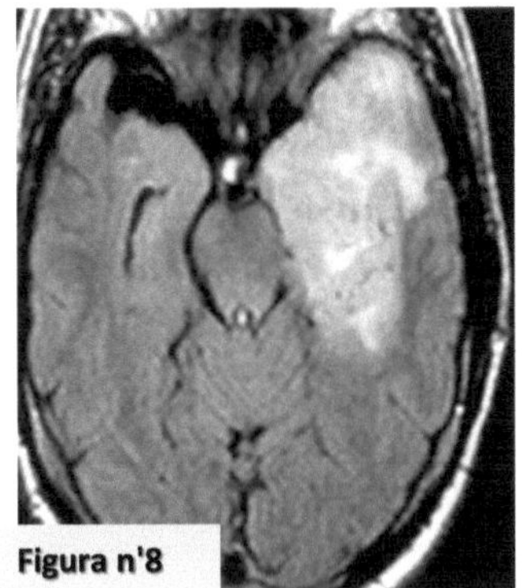

Figura 7: Secção coronal de inversão-recuperação mostrando displasia cortical temporal esquerda

Figura 8: Secção axial T2 Flair mostrando uma lesão infiltrativa temporo-insular esquerda com hipersinal T2 sugestivo de um glioma de baixo grau esquerdo.

4. Tratamento

A ET é geralmente uma epilepsia resistente aos medicamentos. Encontrámos dificuldades em equilibrar o tratamento. Apenas sete doentes estavam a tomar apenas carbamazepina. Os outros estavam a fazer terapêutica dupla (12 doentes) ou politerapêutica (13 doentes). A carbamazepina foi associada ao clonazepam em 3 casos e ao levetiracetam em outros 3. O valproato de sódio foi associado à carbamazepina em metade dos casos. Apenas 8 dos nossos doentes não estavam a tomar carbamazepina (estavam a tomar uma combinação de valproato de sódio e clonazepam).

5. Perturbações cognitivas :

5.1. Idade e modo de início da TC

A idade média de início das queixas cognitivas foi de 28,61 ± 7 anos. Verificou-se uma correlação significativamente negativa entre a idade de início e a gravidade do défice cognitivo, especialmente o défice de memória episódica verbal (p=0,001). Os primeiros sintomas relatados pelos nossos doentes foram problemas de memória e concentração em 90% dos casos. Estas queixas foram inaugurais em dois doentes. A data de início destas perturbações em relação ao diagnóstico da doença foi variável. O tempo médio de aparecimento na nossa série foi de 14 anos.

5.2. Domínios cognitivos afectados:

As perturbações cognitivas afectaram vários domínios. Observámos um abrandamento do VTI (100%), perturbações da atenção (93,57%) e da memória episódica verbal (87,5%), bem como da memória visual (78,12%). A fluência verbal foi afetada em cerca de ¾ dos nossos pacientes. A memória de trabalho estava afetada em 53,12%. As funções executivas e visuo-espaciais estavam preservadas na maioria dos casos (**Figura 9**).

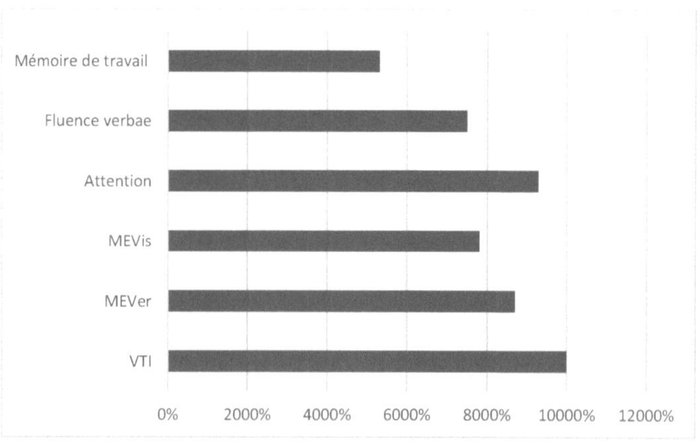

Figura 9: Tipo de TC na nossa série

Estudando os domínios cognitivos através de vários testes padronizados e validados, e comparando o desempenho do grupo ET com o do grupo de controlo, verificámos que a VTI, a atenção e a memória episódica estavam particularmente afectadas. As capacidades dos domínios cognitivos posteriores apresentadas pelas funções visuo-espaciais foram preservadas, assim como as dos domínios cognitivos anteriores (funções executivas).

5.2.1. Perturbações da memória

5.2.1.1. Perturbações da memória episódica verbal

A memória episódica verbal prejudicada foi avaliada pelo teste LR/RI de 16 palavras e pelo teste de 15 palavras (SRT). No que diz respeito à memória verbal, verificámos pontuações baixas no teste RL/RI de 16 palavras na evocação livre e na evocação total em comparação com o grupo de controlo, com pontuações médias de 27,08/48 versus 40,4/48 para a evocação livre (Tabela I). Este teste revelou um défice de codificação (primeira fase da aprendizagem) em 72% dos casos em relação ao grupo de controlo, com uma diferença significativa (p=0,000). Da mesma forma, concluímos que existe um défice de recuperação/restituição em 84,37% dos doentes avaliados pela recordação livre. Verificou-se também uma diferença estatisticamente significativa entre o grupo de controlo e o grupo de doentes, no que diz respeito à evocação livre tardia, com valores de 14/16 versus 4/16 (**Tabela I**).

Tabela I: Pontuações do teste RL/RI determinadas pelo teste 16-WORD de Grober e Buchke.

PONTUAÇÃO	E	TESTEMUNHAS	P
Retirada imediata	9±4,16	15,55 ±0,6	0,001
Retirada gratuita /48	27,08±8	40,4± 3,7	0,0015
Total de recolha /48	30,76±7,1	45,7± 1,8	0,002
Retorno de chamada atrasado gratuito/16	3.9± 3,8	14± 1,8	0,042
Retorno de chamada atrasado indexado/16	5± 3	15,76 ± 0,5	0,008
Pontuação de consolidação/64	31,9±11,4	60,8±3	0,04

A capacidade de recordação avaliada pelo teste de palavras SRT/15 foi estatisticamente muito comprometida (81,5% dos casos) (**Tabela II**).

Tabela II: Pontuação do teste de evocação selectiva (SRT)

PONTUAÇÃO	E	TESTEMUNHAS	P
Retirada imediata	2.38 ±3,791	8.61±0,2	0,017
Número de palavras recordadas	68.1±3.9	96.7±12,23	0,007
Número médio de palavras recordadas	6.1±0.5904	12 ±1.9	0,006
Índice de aprendizagem/IA	60±3,7%	80±12.9%	0,012
Recolha livre retardada/15	1.37±5,14	9.95±2.7	0,009
Retorno de chamada atrasado indexado/15	1.434 ±0,8	15	0,000

Verificámos que esta pontuação era mais baixa nas mulheres, mas a diferença entre os dois sexos não foi significativa (p>0,05).

5.2.1. 2. Perturbações da memória episódica visual

A memória episódica visual prejudicada foi avaliada pelo **BVMT-R** (Brief Visuo-Spatial Memory Test Revised). Em comparação com indivíduos normais, 53,12% dos doentes apresentaram pontuações baixas na evocação imediata (pontuação 10≤≤20). Quanto à recordação tardia (7 minutos), apenas 7 doentes apresentaram pontuações comparáveis às dos controlos, ou seja, superiores ou iguais a 8. A diferença entre os dois grupos foi significativa (p=0,04). Das 11 pontuações que podiam ser obtidas com este teste, apenas três foram analisadas no nosso estudo: recordação total, recordação tardia e reconhecimento. Verificámos que a maioria dos doentes apresentava valores de recordação total (86%) e de recordação diferida (76%) inferiores aos do grupo de controlo, com uma diferença significativa entre os dois grupos (**Tabela III**).

Tabela III: Pontuações do teste BVMT-R

PONTUAÇÃO	E	TESTEMUNHAS	P
Total de retirada/ 36	23,13±2.8	34,47±3,6	0,00
Recolha tardia/12	5,9±3,27	11,9±0,3	0,04
Reconhecimento			
Respostas corretas	5,44±0,7	5,66±0,48	0,2
Respostas erradas	0,48±0,7	0,33±0,44	0,1

5.2.1.3. Perturbações da memória de curto prazo e da memória de trabalho :

22 doentes tinham pontuações no Empano de Dígitos Diretos comparáveis ao disco tans 15 controlos com o empano invertido. A extensão destas deficiências foi significativa em comparação com o grupo de controlo (**Quadro IV**).

Quadro IV: Resultados dos testes EMPAN

PONTUAÇÃO :	E	TESTEMUNHAS	P
DIRECÇÃO/16	5	10	0,02
GAP INVERSO/14	4,52	9	0,01

5.2.2. Perturbações da fluência

A fluência verbal fonológica (literal) e semântica foi claramente mais afetada no grupo de doentes do que no grupo de controlo (**Tabela V**).

Quadro V: Pontuações do teste de fluência verbal

PONTUAÇÃO	E	TESTEMUNHAS	P
Fluência semântica	15±3,6	32,14±4,9	0,04
Fluência literal	7±3,8	24±4	0,01

5.2.3. Perturbações da atenção

Em comparação com os indivíduos do grupo de controlo, verificou-se um comprometimento significativo da atenção, da velocidade e da precisão da pesquisa e do rastreio visual, bem como da capacidade de atenção em quase todos os doentes (93,57%) com pontuações inferiores a 51 (**Tabela VI**).

O abrandamento foi evidenciado em todos os doentes por um tempo total de conclusão da tarefa superior ao dos sujeitos de controlo (> 3min 33seg).

Tabela VI: Resultados do teste de Bell (número de respostas corretas em 120 segundos)

PONTUAÇÃO	E	TESTEMUNHAS	P
Campainha (120 seg)	24,1±12	51±7	0,02

5.2.4. Perturbações de execução

São principalmente investigados por 2 testes: Go no Go e o Teste TMT A e B . Estes testes não revelaram quaisquer dificuldades significativas (**Quadro VII**).

Tabela VII: Pontuação dos testes Go no Go e TMT

PONTUAÇÃO	E	TESTEMUNHAS	P
Teste GO Não GO	39,3±1,4	40	0,3
Teste TMT A (pontuação)	0.42	0.49	0.9
Ensaio TMT A (tempo)	3	0.59	0.01
Teste TMT B (pontuação)	0.92	0.99	0.95
Ensaio TMT B (tempo)	4	0.88	0.02

Esta diferença significativa no tempo de execução das tarefas TMT A e TMT B foi interpretada como um abrandamento significativo da velocidade de processamento da informação em todos os doentes.

5.2.5. Perturbações visuo-espaciais

Em comparação com os indivíduos do grupo de controlo, não houve evidência de um défice significativo nas capacidades visuo-espaciais testadas pelo teste da figura ou do relógio REY.

5.3. Correlação da TC com outros parâmetros

5.3.1. Correlação da TC com factores epidemiológicos

Foi revelada uma correlação significativa entre as diferentes pontuações cognitivas dos domínios afectados (atenção, memória verbal e visual) e a idade dos doentes (quanto mais velhos são os doentes com epilepsia, mais as pontuações diminuem) com um p de 0,01, 0,001 e 0,002 para os 3 domínios, respetivamente. O sexo não foi um fator que influenciou o grau de comprometimento, enquanto que o nível educacional desempenhou um papel significativo e verificámos que os indivíduos instruídos tinham melhores pontuações cognitivas do que os analfabetos ($p<0,05$ para todas as pontuações, mesmo para os domínios intactos).

5.3.2. Correlações entre a TC e as caraterísticas clínicas da doença

Dividimos os nossos doentes em dois grupos de acordo com a generalização secundária da crise: TE com generalização secundária e sem generalização secundária (24 vs 6). No final da avaliação neuropsicológica, não encontrámos diferenças significativas entre os dois grupos, nem entre os que tinham crises mesiotemporais e os que tinham crises temporais laterais.

Por outro lado, encontrámos uma diferença significativa nas pontuações de IR e DR determinadas pelo teste de 16 palavras e pelo teste SRT e na idade de início da TE (ADD) (quanto mais precoce a idade de início das crises, maior a perda da capacidade de codificação, armazenamento e recuperação). Observámos também um abrandamento do VTI nos nossos doentes, bem como um agravamento dos problemas de atenção e de memória verbal e visual em função da frequência das crises por dia. A duração da doença teve um impacto no grau de comprometimento dos vários domínios cognitivos (Tabela VIII).

Tabela VIII: Correlações entre a TC e as caraterísticas clínicas da ET

Perturbações neuropsicológicas	ADD	FC	DE
VTI	**0.005 0. 01** 0.065		
Perturbações da memória episódica	**0.046**	**0.005**	**0.002**
verbal			
RL/RI			
SRT			
Perturbações da memória episódica Visual			
BVMT-R	**0.02**	**0.005**	**0.009**
Perturbações da memória de trabalho			
Extensão inversa	**0.01**	**0.02**	**0.015**
Perturbações da atenção			

Sino	0,059	0,2	**0.007**
Perturbações da fluência			
Fluência semântica	**0.04**	0.05	0.9
Fluência literal	0.8	0.7	0.64

5.3.3. Correlação da TC com o tratamento

Encontrámos uma correlação significativa entre a toma de Clonazepam e as pontuações nos diferentes testes cognitivos (memória verbal e visual, atenção e fluência verbal) (p=0,000, 0,01 e 0,015 respetivamente). Não foi observada qualquer correlação entre o número de tratamentos (noção de politerapia) e as pontuações dos diferentes testes cognitivos.

5.3.4. Correlação da TC com os aspectos do EEG

Não encontrámos uma correlação significativa entre a presença de anomalias eléctricas e o grau de declínio dos resultados cognitivos nos vários testes.

5.3.5. Correlação da TC com aspectos da RM cerebral

A presença de uma lesão temporal na RM cerebral foi um fator de risco significativo para o desenvolvimento de TC (p=0,000). A esclerose hipocampal foi a lesão com maior probabilidade de causar TC, significativamente mais do que as lesões vasculares, tumores ou outros tipos de malformação hipocampal (p=0,001).

Verificámos que os doentes com lesões à esquerda apresentavam pontuações de memória verbal mais baixas, VTI mais lento e fluência verbal mais baixa do que os doentes com lesões à direita. Apenas a memória visual foi mais afetada no segundo grupo. As diferenças foram significativas com um $p<0,05$

Tabela: correlações entre a TC e os aspectos radiológicos

Perturbações neuropsicológicas	Grupo de lesão esquerda	Grupo com lesão à direita	p
VTI (TMT A)	1 min	3 min	**0,01**
Perturbações da memória episódica verbal (teste de 16 palavras)			
RI/16	4	11	**0.002**
RT /48	30	23.7	**0.04**
RD /16	2.1	7.56	**0.02**
Perturbações da memória episódica visual (teste BVMT-R)			
RT/ 36	26.5	18.6	**0.04**
RD/12	8.1	3.9	**0.01**
Perturbações da fluência			
Fluência semântica	9.6	20.7	**0.009**
Fluência literal	5.2	10.6	**0.04**

Em resumo, o género não interferiu com o défice cognitivo, mas o nível de escolaridade (NE) teve um efeito protetor significativo no défice cognitivo no nosso grupo de doentes. Observámos um agravamento do comprometimento dos domínios afectados nos nossos doentes em comparação com o grupo de controlo, especialmente em função da idade, da idade de início da epilepsia, da frequência das crises, da ingestão de Clonazepam e da presença de uma lesão na RM cerebral. Os doentes com epilepsia sintomática do lado esquerdo apresentaram pontuações mais baixas na maioria dos testes, mas especialmente na memória verbal. Por outro lado, nos doentes com lesões à direita, apenas a memória episódica visual foi mais afetada. Não observámos qualquer diferença no comprometimento de acordo com o número de tratamentos efectuados ou com a presença de anomalias eléctricas na ET.

DISCUSSÃO

DISCUSSÃO

1. Tipo de défice cognitivo

A TC durante a TE é comum. É atualmente aceite que um em cada dois doentes com TE desenvolverá TC durante a sua vida. Ao rever a literatura, encontrámos poucos estudos que apoiem ou refutem a hipótese de uma rede cognitiva alterada utilizando testes neuropsicológicos durante a TE. A maioria destes artigos relata séries com um número reduzido de doentes ou centra-se no estudo de um único domínio cognitivo, que na maioria dos estudos é a memória episódica. Até à data, o nosso trabalho representa o primeiro estudo tunisino a investigar a TC na TE e as correlações clínico-electro-radiológicas. A avaliação neuropsicológica é uma das principais investigações no tratamento de pacientes com TE. A deteção de CT envolve uma série de testes que, entre outras coisas, devem explorar o VTI, a atenção, a memória de curto prazo e de trabalho, a memória episódica, a memória semântica, a fluência da linguagem e as funções visuo-espaciais e executivas. Os métodos de avaliação cognitiva utilizados diferem de um estudo para outro. Várias baterias de testes neuropsicológicos têm sido utilizadas para esta avaliação, tendo sido publicados trabalhos para validar os testes [2].

O perfil do défice cognitivo encontrado nos doentes com ET é bastante semelhante de um doente para outro. São várias as áreas afectadas. A primeira área a ser afetada, em termos de frequência, é a memória episódica [3], seguida da memória semântica. Este facto deve-se ao papel importante desempenhado pelo hipocampo em todos os aspectos da memória: memória episódica, espacial e semântica [4]. As células granulares do ramo interno do hipocampo controlam 78% da capacidade total de memória de um doente [5]. Esta última estrutura está também envolvida em redes cognitivas que interagem dinamicamente no TE com circuitos funcionais, incluindo a parte anterior e lateral do lobo temporal, a ínsula, o tálamo, o giro cingulado e o córtex pré-frontal, resultando numa perturbação, em primeiro lugar, da memória e, em seguida, de outros domínios cognitivos [3].

Ao analisar em pormenor esta perturbação da memória a longo prazo, os autores constataram um declínio nas três fases principais: uma perturbação da aprendizagem inicial (codificação), do armazenamento (ou consolidação) e da recuperação (ou recordação). Este perfil cognitivo é semelhante ao perfil hipocampal caraterístico da doença de Alzheimer (DA). Vários autores reforçaram este achado clínico medindo os níveis de biomarcadores no LCR e estudando as alterações funcionais por imagem em epilépticos com uma síndrome amnésica. Estes estudos encontraram alterações patológicas nestes epilépticos compatíveis com a DA. Concluíram que esta deterioração cognitiva persistente e progressiva em alguns doentes seguidos durante a TE pode dever-se a uma doença degenerativa subjacente [6]. Alguns estudos genéticos confirmaram a semelhança entre a TE com perturbações da memória e a DA. Relataram que as perturbações da memória episódica verbal e visual em doentes com TE resistente aos medicamentos estão ligadas à presença do genótipo APOE 4 [7].

Na nossa série, encontrámos o mesmo perfil hipocampal em 78% dos doentes.

A memória semântica é um domínio cognitivo também afetado na TE, de acordo com alguns autores. De acordo com vários estudos, a memória para o conhecimento relativo de pessoas famosas é mais afetada do que a memória autobiográfica. O comprometimento deste tipo de memória é devido a danos temporais no neocórtex [8]. No nosso estudo, não foi possível avaliar estes dois tipos de memória semântica devido à falta de testes validados em árabe e de normas bem estabelecidas. Apenas dispomos de testes que exploram a correspondência semântica. Em estudos anteriores, não especificámos uma lista de pessoas famosas bem conhecidas da nossa população tunisina.

O abrandamento da **VTI** é frequentemente observado em pacientes com TE. Esta velocidade é um processo específico considerado como parte integrante dos outros processos cognitivos [9]. É influenciada por qualquer deficiência cognitiva (atenção e memória no nosso estudo).

Por outro lado, a diminuição da **capacidade atencional**, tendo em conta que a atenção é um processo neuropsicológico complexo no qual estão envolvidas várias redes corticais e subcorticais. Consequentemente, estas funções atencionais podem estar afectadas em vários tipos de epilepsia focal resistente aos fármacos. A farmacoterapia, especialmente a politerapia, diminui o desempenho da atenção [10].

A fluência verbal também é frequentemente afetada devido a lesões no lobo temporal anterior esquerdo, bem como nos circuitos linguísticos frontotemporais do hemisfério esquerdo [11].

No nosso estudo, encontrámos nos nossos doentes epilépticos um comprometimento do ITV, da atenção e da fluência literal, o que está de acordo com achados anteriores relatados na literatura.

O declínio na capacidade **de memória de trabalho** é mais comum na epilepsia frontal. Ocorre tardiamente no curso da doença em casos de ET, e é geralmente ausente durante os primeiros anos da doença [10]. No nosso estudo, foi menos afetada em apenas 53% dos casos.

As funções executivas envolvidas no controlo e planeamento de acções dirigidas a um objetivo foram normais nos nossos doentes porque são controladas essencialmente pelos lobos frontais. A deterioração destas funções na ET referida por alguns autores pode ser explicada pela difusão do ZE temporal para o córtex frontal. Outros autores relacionaram a presença de défices nas funções executivas com a atrofia ou alterações metabólicas no córtex pré-frontal ou no circuito que liga o hipocampo ao tálamo durante a TE [12].

As perturbações visuais-construtivas não foram estudadas com frequência. Poucos estudos referem um declínio destas funções. No nosso estudo, testámos estas funções para podermos estudar a maioria dos domínios cognitivos e, sobretudo, para dispormos de um teste validado com normas precisas. Não observámos qualquer perturbação visuo-construtiva nos nossos doentes epilépticos [13].

2. Correlações clínicas

A complexidade dos múltiplos factores e das suas interações torna impossível identificar uma única etiologia do défice cognitivo nos doentes com este tipo de epilepsia. Entre as variáveis mais estudadas susceptíveis de desempenhar um papel neste declínio das capacidades cognitivas contam-se a idade do doente, a idade de início da epilepsia, a duração do curso da doença, a frequência das crises, os fármacos antiepilépticos e a resposta a estes tratamentos, bem como a presença de uma lesão, nomeadamente uma lesão mesiotemporal e a sua lateralidade.

2.1. Correlações entre TC e factores epidemiológicos

2.1.1. Idade :

As queixas de memória estavam correlacionadas com a idade. A análise multivariada confirmou que o declínio cognitivo era mais grave nos doentes mais velhos [14]. Alguns autores explicam esta correlação por um mecanismo fisiopatológico semelhante ao da DA, com base em estudos de modelos animais e anatomopatológicos de peças cirúrgicas. Estes estudos mostraram uma acumulação de placas amilóides e um aumento das proteínas Tau e Tau fosforilada, que é maior nos epilépticos mais velhos.

A idade de início da doença também foi um fator agravante na TC, quanto mais precoce o início da epilepsia, mais grave o grau de envolvimento [15].

No nosso trabalho, encontrámos uma correlação entre o declínio cognitivo, a idade do doente e a idade de início da doença. Estes resultados estão de acordo com os relatados na literatura [16].

2.1.2. Género

Os estudos que comparam o grau de défice cognitivo em função do sexo não revelaram correlações significativas [17]. O nosso estudo vai no mesmo sentido e não encontrou diferenças no grau de défice cognitivo entre os dois sexos.

2.1.3. Nível de ensino

Vários estudos em todo o mundo sugerem que os indivíduos com maior nível de escolaridade têm um menor risco de desenvolver DC. De facto, as reservas cognitivas aumentam com o nível de escolaridade, permitindo ao sujeito utilizar, por exemplo, mais estratégias nas funções de reconhecimento [18]. No nosso estudo, verificámos que os indivíduos com o ensino secundário ou superior apresentavam melhores resultados cognitivos do que os indivíduos com o ensino primário.

2.2.Correlação da TC com as caraterísticas clínicas da doença

2.2.1. Correlações da TC com a difusão da EZ

Alguns estudos demonstraram que o desempenho cognitivo é mais fraco em doentes com crises focais com generalização secundária [19].

No nosso estudo, a maioria dos nossos doentes apresentava difusão generalizada e não encontrámos esta correlação significativa entre a difusão da ZE e a gravidade da TC nas diferentes áreas.

2.2.2. Correlações entre a TC e a duração do curso epilético

Estudos mostram também que existe uma correlação entre a duração da doença e o défice cognitivo. Vários autores verificaram que o grau de declínio neuropsicológico estava significativamente correlacionado com a duração da doença [20], o que foi o caso dos nossos doentes, o estudo de jokeit e Ebner, em que os autores incluíram 209 doentes divididos em 2 grupos (epilepsia com mais ou menos de 30 anos de evolução) [21] e o estudo de aikia et al de 2 grupos, um de 39 epilépticos recentemente diagnosticados e não tratados e outro de 16 epilépticos seguidos durante um período de mais de 10 anos [22]. Alguns estudos anatomopatológicos post-mortem têm apoiado esta hipótese, mostrando que há perda neuronal nas camadas II e III do córtex entorrinal ao longo do tempo e durante o curso da epilepsia [23].

2.2.3. Correlações entre a TC e a frequência das crises

Os dados sobre o impacto dos EC nas faculdades intelectuais dos doentes com TE permanecem controversos, dependendo das séries. Vários estudos não foram capazes de mostrar uma correlação entre a frequência das crises e a TC. Em contraste, outros estudos mostraram uma associação entre a frequência das crises, problemas de memória e problemas de atenção. Estes resultados foram também encontrados na nossa amostra. A relação entre a lesão hipocampal durante a TE e a frequência das crises tem duas direcções. Em primeiro lugar, esta elevada frequência de crises potencia os efeitos da lesão mesiotemporal no declínio da memória episódica sem afetar a memória semântica (conhecimento de pessoas famosas) ou a atenção ou funções executivas [24].

O inverso também é verdadeiro. A maioria dos estudos em modelos animais sugeriu que o sistema nervoso noradrenérgico tem um efeito anticonvulsivo e que o hipocampo é a única estrutura que recebe estas inervações noradrenérgicas do locus coeruleus. A perda de neurónios do hipocampo na TE pode levar a uma função noradrenérgica deficiente, que tem um efeito convulsivo ao aumentar a frequência dos CEs [6].

2.3 Correlação da TC com o tratamento

Os efeitos a longo prazo dos fármacos anti-epilépticos na cognição são amplamente debatidos. Alguns estudos demonstraram que estas perturbações cognitivas estão apenas relacionadas com a utilização de medicamentos antiepilépticos. Outros refutaram esta hipótese, mostrando que mesmo em doentes sem tratamento, estas perturbações cognitivas existem. O risco de efeitos cognitivos adversos é mais grave nos doentes que tomam vários medicamentos. A dosagem e o nível sérico dos tratamentos também têm um impacto negativo na capacidade cognitiva, especialmente na capacidade de atenção [25]. Vários estudos compararam o efeito de diferentes fármacos antiepilépticos na cognição. As benzodiazepinas e os barbitúricos demonstraram ser seguros em termos de abrandamento cognitivo [26]. No estudo de Meador et al, os autores mostraram que a fenitoína, a carbamazepina e o valporato de sódio eram menos prejudiciais do que estes últimos. Estudos não controlados mostram que não há diferença entre os efeitos da fenitoína e da carbamazepina na cognição [27].

É provável que as novas gerações de fármacos anti-epilépticos tenham um maior benefício na capacidade cognitiva do que a primeira geração, mas estes dados são fragmentados e baseados em pequenas séries [28]. Alguns efeitos secundários podem ser causados mesmo por esta família de medicamentos, como a sonolência com a gabapentina e problemas de lentidão, memória e linguagem com o topiramato. A gabapentina e a lamotrigina tiveram menos impacto cognitivo do que o topiramato [29].

No nosso estudo, encontrámos pontuações cognitivas baixas em todos os domínios em doentes epilépticos que tomam clonazepam, sem qualquer efeito do número de tratamentos recebidos.

3. Correlação das TCs com aspectos do EEG :

Os estudos encontraram uma correlação entre o declínio cognitivo e a presença de descargas eléctricas (DE) intercríticas. Estes picos e ondas de picos podem ser contínuos a favor de convulsões subclínicas que interferem com redes funcionais específicas de recuperação de palavras no hipocampo, prejudicando estas faculdades.

Estas descargas podem também causar um efeito agudo sob a forma de défice cognitivo transitório. As suas repercussões crónicas continuam a ser objeto de debate, com alguns estudos a mostrarem um declínio das funções globais (deterioração do QI) [30], enquanto outros estudaram as correlações entre estas DE de acordo com a sua topografia e o domínio cognitivo estudado: apenas o comprometimento da fluência fonémica e semântica foi correlacionado com a presença de DE no córtex temporal anterior esquerdo [31]. Mais recentemente, Kleen et al.

referiram que a DE intercrítica hipocampal pode perturbar o armazenamento e a recuperação, mas não a codificação [32]. Mameniskiene et al. demonstraram que a presença de DE temporais pode acelerar o esquecimento de listas de palavras e de padrões complexos, como o padrão de Rey [33]. Vários estudos de biologia molecular procuraram explicar estas correlações. Estes concluíram que a enzima de clivagem do canal de sódio que causa a TE e a enzima de clivagem da proteína precursora amiloide (APP) activarão o processamento da APP para produzir péptidos Aβ amilóides. Esta clivagem está associada a uma atividade EEG aberrante e a défices cognitivos.

No estado normal, a Aβ é regulada pré-sinapticamente. No entanto, uma concentração mais elevada de Aβ actua no sentido oposto e causa depressão sináptica, conduzindo à instabilidade da rede e promovendo a sincronia, o que predispõe à atividade epileptiforme **[34]**.

↑enzyme de clivage des canaux de sodium

protéine précurseur de l'amyloïde (APP) → Aβ amyloïde → ↑ activité épileptiforme

Outros autores discordam e rejeitam o impacto dos EDs intercríticos na memória de longo prazo **[35]**.

Na nossa série, não revelámos quaisquer descargas intercríticas. Apenas ondas lentas e abrandamentos difusos, que não se correlacionaram com a deterioração cognitiva.

4. Correlação da TC com aspectos da RMN do cérebro

Grande parte do défice cognitivo que ocorre nas pessoas com ET está relacionado com a etiologia subjacente (tumores, malformações vasculares, quistos aracnóides, displasia e atrofia hipocampal medida por estudo volumétrico) **[12]**.

A literatura refere uma correlação significativa entre a presença de uma lesão na RM, especialmente a esclerose hipocampal, e o grau de declínio cognitivo **[36]**. Não só a presença de HS é um fator preditivo para a TC, como a extensão do declínio está relacionada com o grau de perda neuronal no hipocampo e nas estruturas temporais adjacentes (a memória é fortemente afetada se a perda de células granulares no hipocampo exceder 60%) **[37]**. Este facto pode ser reforçado pelos resultados da imagiologia funcional e da PET-FDG, bem como pelo grau de atrofia hipocampal calculado por medições volumétricas.

No nosso estudo, também verificámos que a presença de epilepsia sintomática é um fator predisponente para o aparecimento de TC. No nosso estudo, tal como na literatura, a EH foi a lesão mais prejudicial para as funções cognitivas.

Não é fácil demonstrar uma relação entre uma lesão numa determinada área neuropsicológica e uma lesão numa estrutura anatómica específica do cérebro.

Vários autores compararam o perfil cognitivo de pacientes com TE esquerdo com o de pacientes com TE direito. Em primeiro lugar, o declínio cognitivo global é maior se a ZE estiver localizada no hemisfério dominante **[38]**. Além disso, estudos demonstraram que, em doentes dextros, é classicamente reconhecido que o défice de memória predomina no material verbal no caso de uma ZE lateralizada à esquerda, enquanto o défice de memória visual é mais grave se a ZE estiver à direita **[39]**. Na nossa amostra, registámos resultados semelhantes.

5. Impacto da TC na gestão cirúrgica

As alterações da memória após a cirurgia do lobo temporal foram determinadas principalmente através da análise dos resultados dos testes cognitivos. Foi observada uma melhoria significativa nos índices de memória pós-operatória (após hipocampectomia) em 23,3-36,6% dos doentes e a melhoria da memória foi equivalente entre os grupos da zona epileptogénica direita e esquerda e entre as capacidades verbais e visuais **[40]**.

CONCLUSÃO

CONCLUSÃO

A ET é uma doença neurológica grave com implicações a longo prazo na saúde e no bem-estar. É uma causa de incapacidade nos jovens, não só devido às crises resistentes aos medicamentos associadas à doença, que é difícil de controlar, mas também devido à TC que afecta as actividades sociais e profissionais dos doentes. De facto, quase metade de todas as pessoas com epilepsia sofrem destas perturbações. Estas afectam preferencialmente todos os aspectos da memória. No nosso estudo, com base em dados clínicos (história, avaliação neuropsicológica), constatámos um défice cognitivo na maioria dos doentes, comparando o seu desempenho com o de um grupo de controlo equiparado (idade, sexo e nível de escolaridade). As perturbações verificaram-se sobretudo ao nível da VTI, da memória, da fluência verbal e da atenção. Os domínios cognitivos controlados pelos córtices anterior e posterior, especialmente as funções executivas e visuo-espaciais, estavam intactos. Estas CT eram geralmente mais graves nos doentes mais velhos e naqueles com uma idade mais precoce de início da epilepsia. O nível de escolaridade teve um efeito protetor significativo no nosso grupo de doentes. O género não interferiu com o comprometimento cognitivo. Observámos um agravamento dos domínios cognitivos afectados, sobretudo em função da frequência das crises e da duração da epilepsia. Não observámos qualquer diferença no comprometimento entre os 2 grupos (com ou sem generalização secundária). A presença de um abrandamento da atividade EEG de fundo não foi significativamente correlacionada com o grau de declínio cognitivo nos diferentes domínios. O número de tratamentos de fundo (politerapia) não teve qualquer efeito sobre as queixas cognitivas dos nossos pacientes, mas a prescrição de benzodiazepinas foi a mais prejudicial. Estes factores clínicos tiveram um impacto no grau de comprometimento, e os dados fornecidos pela ressonância magnética (RM) também desempenharam um papel decisivo na determinação da natureza destas perturbações cognitivas.

Encontrámos uma correlação entre a presença de uma lesão temporal na ressonância magnética cerebral e o grau de declínio cognitivo, especialmente na memória episódica verbal. A esclerose hipocampal foi a lesão mais suscetível de provocar estas TC. Verificou-se também uma correlação entre a natureza da área afetada e a lateralidade da zona epileptogénica. Os doentes em que a ZE se localizava à esquerda apresentavam pontuações mais baixas na maior parte dos testes, nomeadamente nos testes de memória verbal, enquanto que os doentes com ZE à direita apresentavam uma maior probabilidade de ter uma perturbação da memória episódica visual. Estes resultados permitiram-nos demonstrar a presença de um mapeamento neuropsicológico nas diferentes regiões cerebrais. Se a TE aparecer numa idade precoce, pode ativar processos de reorganização do mapa cognitivo com alguma eficácia.

Várias análises futuras poderiam complementar o nosso estudo, a fim de especificar melhor as diferenças entre crianças e adultos e compreender melhor esta reorganização. Planeamos completar a exploração pós-operatória para melhor evidenciar o efeito da cirurgia nas funções cognitivas.

É igualmente desejável um estudo de correlação entre estas TC e as anomalias de imagiologia funcional (PET-SCANN).

No nosso estudo, analisámos as correlações entre o grau de perturbação e o tratamento. Uma investigação mais aprofundada após uma mudança de tratamento pode confirmar o efeito nocivo de certos medicamentos anti-epilépticos nas capacidades cognitivas. O objetivo é controlar a componente epilética da doença, mas também preservar a função cognitiva. A gestão cognitiva deve ser abrangente e envolver vários níveis. Não existe um programa de reeducação neuropsicológica consensual, mas existem muitas abordagens possíveis: em grupo ou individuais, informáticas ou ecológicas, etc.

A abordagem terapêutica deve envolver cuidados médicos, psicológicos e sociais, essenciais, sobretudo em idades precoces, para ativar os mecanismos compensatórios e ultrapassar os défices funcionais em determinadas redes, tendo em conta que o treino numa área cognitiva específica pode melhorar as capacidades cognitivas em várias outras áreas.

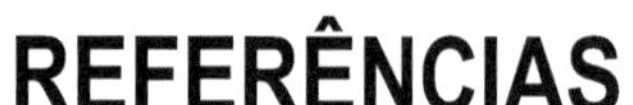

REFERÊNCIAS

1. THOMPSON PJ, CORCORAN R. EVERYDAY MEMORY FAILURES IN PEOPLE WITH EPILEPSY. EPILEPSIA. 1992;33:18-20.
2. Zita Bouman et al. Utilidade clínica da Escala de Memória de Wechsler - Quarta Edição (WMS-IV) em pacientes com epilepsia do lobo temporal intraclável. Epilepsia e Comportamento. 2016; 55: 178-182
3. Tanja S. Kellermann et al. Mapeando o perfil neuropsicológico da epilepsia do lobo temporal usando topologia de rede cognitiva e teoria dos grafos. Epilepsia & Comportamento. 2016; 63: 9-16
4. Squire LR, Stark CE, Clark RE. O lobo temporal medial. Annu Rev Neurosci. 2004; 27:279-306.
5. Pauli E, Hildebrandt M, Romstock J, Stefan H, Blumcke I. A aquisição de memória deficiente na epilepsia do lobo temporal é prevista pela perda de células granulares do hipocampo. Neurology. 2006; 67:1383-1389.
6. Bin-Yin Li e Sheng-Di Chen. Potential Similarities in Temporal Lobe Epilepsy and Alzheimer's Disease: From Clinic to Pathology (Semelhanças potenciais na epilepsia do lobo temporal e na doença de Alzheimer: da clínica à patologia). American Journal of Alzheimer's Disease & Other Dementias (Jornal Americano da Doença de Alzheimer e Outras Demências). 2015 : 1-6
7. Bungenberg J et al. A variação da expressão genética no tecido hipocampal de pacientes com epilepsia do lobo temporal corresponde ao desempenho diferencial da memória. Neurobiol Dis. 2016; 86:121-30.
8. Anna Rita Giovagnoli, Alessandra Erbetta, Flavio Villani, Giuliano Avanzini. Memória semântica na epilepsia parcial: défices verbais e não verbais e relações neuroanatómicas. 2005; 43: 1482-1492

9. Cassel A1, Morris R2, Koutroumanidis M3, Kopelman M; Esquecimento na epilepsia do lobo temporal: quando é que se torna acelerado? Cortex. 2016;78:70-84
10. S. Lippé, M. Lasson. Avaliação da epilepsia parcial resistente a medicamentos: investigações neuropsicológicas. Rev neurol. 2004; 160:144-153
11. Besson P, Dinkelacker V, Valabregue R, Thivard L, Leclerc X, Baulac M, et al. Diferenças de conetividade estrutural na epilepsia do lobo temporal esquerdo e direito. Neuroimage. 2014 ; 100:135-44.
12. Dinkelacker V, Xin X, Baulac M, Samson S, Dupont S. A descarga epilética interictal correlaciona-se com a disfunção cognitiva global e frontal na epilepsia do lobo temporal. Epilepsy Behav. 2016; 62:197-203
13. Zhao F, Kang H, You L, Rastogi P, Venkatesh DChandra M. Défices neuropsicológicos na epilepsia do lobo temporal: uma revisão abrangente. Ann Indian Acad Neurol. 2014;17:374-82.
14. L. Valton e C-R Mascott. Qual é o papel da avaliação neuropsicológica no tratamento de pacientes com epilepsia parcial resistente a medicamentos? Rev Neurol. 2004; 160: 154-63
15. Lespinet V, Bresson C, N'Kaoua B, Rougier A, Claverie B. Efeito da idade de início da epilepsia do lobo temporal sobre a gravidade e a natureza dos défices de memória pré-operatórios. Neuropsychologia. 2002;40: 1591-600.
16. Coras R, Blümcke I. Subtipos clinicopatológicos de esclerose hipocampal na epilepsia do lobo temporal e o seu impacto diferencial na perturbação da memória. Neuroscience. 2015;309:153-61
17. Bergin PS1, Thompson PJ, Baxendale SA, Fish DR, Shorvon SD. Memória remota na epilepsia. Epilepsia. 2000;41:231-9.

18. Loiseau P, Signoret JL, Strube E, Broustet D, Dartigues JF. New approaches to the study of memory impairment in epileptics. Rev Neurol ; 1982; 138:387-400.
19. Bergin P et al. Remote memory in epilepsy (Memória remota na epilepsia). Epilepsia, 41: 231-239
20. Helmstaedter C, Elger CE. Epilepsia crónica do lobo temporal: uma doença de neurodesenvolvimento ou de demência progressiva? Brain . 2009;132: 2822-30.
21. Jokeit H, Ebner A. Efeitos a longo prazo da epilepsia do lobo temporal refractária nas capacidades cognitivas: um estudo transversal. J Neurol Neurosurg Psychiatry. 1999 Jul;67:44-50.
22. Aikiä M, Salmenperä T, Partanen K, Kälviäinen R. Verbal Memory in Newly Diagnosed Patients and Patients with Chronic Left Temporal Lobe Epilepsy. Epilepsy Behav. 2001 Feb;2 :20-27.
23. LiBY, Chen SD. Potenciais semelhanças na epilepsia do lobo temporal e na doença de Alzheimer: da clínica à patologia. Am J Alzheimers Dis Other Demen. 2015;30 :723-8.
24. Voltzenlogel V, Vignal JP, Hirsch E. Manning A influência da frequência das crises na memória anterógrada e remota na epilepsia do lobo temporal mesial. Seizure. 2014; 23: 792-8.
25. Hermann B1, Meador KJ, Gaillard WD, Cramer JA. Cognição ao longo da vida: medicamentos antiepilépticos, epilepsia, ou ambos? Epilepsy Behav. 2010;17:1-5.
26. Loring DW1, Marino SE, Drane DL, Parfitt D, Finney GR, Meador KJ. Lorazepam effects on Word Memory Test performance: a randomized, double-blind, placebo-controlled, crossover trial. Clin Neuropsychol. 2011 Jul;25(5):799-811.

27. Meador KJ. Efeitos cognitivos comparativos da carbamazepina e da fenitoína em adultos saudáveis. Neurology. 1991;41:1537-40.

28. Helmstaedter C, Witt JA. Cognitive outcome of antiepileptic treatment with levetiracetam versus carbamazepine monotherapy: a non-interventional surveillance trial. Epilepsy Behav. 2010 May;18(1-2):74-80.

29. Brunbech L1, Sabers A. Effect of antiepileptic drugs on cognitive function in individuals with epilepsy: a comparative review of newer versus older agents. Drugs. 2002;62:593-604.

30. Dinkelacker V, Dupont S, Samson S. A nova abordagem para a classificação das epilepsias focais: Descarga epilética e desconectividade em relação à cognição. Epilepsy Behav. 2016; 5050(16)30435-8

31. 1, Arends J. Effects of epileptiform EEG discharges on cognitive function: is the concept of "transient cognitive impairment" still valid? Epilepsy Behav. 2004; 1:25-34.

32. Kleen JK, a atividade epileptiforme interictal do hipocampo interrompe a cognição em humanos. Neurology. 2013 Jul 2;81(1):18-24

33. Mameniskiene R, Jatuzis D, Kaubrys G, Budrys V. O declínio da memória entre a recordação tardia e a recordação a longo prazo em doentes com epilepsia do lobo temporal. Epilepsy Behav. 2006;8:278-88.

34. Bin-Yin Li1, e Sheng-Di Chen. Potenciais semelhanças entre a epilepsia do lobo temporal e a doença de Alzheimer: da clínica à patologia. American Journal of Alzheimer's Disease & Other Dementias; 30(8):723-8.

35. Provinciali L, Signorino M, Censori B, Ceravolo G, Del Pesce M. Deficiência de reconhecimento correlacionada com descargas epilépticas bissincrónicas curtas. Epilepsia. 1991; 32(5):684-9.

36. C. Helmstaedter e C. E. Elger. Epilepsia crónica do lobo temporal: uma doença de neurodesenvolvimento ou de demência progressiva? Brain. 2009;132:2822-30.

37. Coras R1, Blümcke I. Subtipos clínico-patológicos de esclerose hipocampal na epilepsia do lobo temporal e o seu impacto diferencial na perturbação da memória. Neuroscience. 2015; 309:153-61

38. Mameniškienė R, Rimšienė J, Puronaitė R Mudanças cognitivas em pessoas com epilepsia do lobo temporal ao longo de um período de 13 anos. Epilepsy Behav. 2016;63:89-97.

39. Kellermann TS et al. Mapeando o perfil neuropsicológico da epilepsia do lobo temporal usando a topologia da rede cognitiva e a teoria dos gráficos. Epilepsy Behav. 2016 Oct;63:9-16.

40. Khalil AF, Iwasaki M, Nishio Y, Jin K, Nakasato NTominaga T. Deficiência de memória verbal dominante e baixo risco de agravamento da memória pós-operatória na epilepsia do lobo temporal esquerdo e direito associada à esclerose hipocampal. Neurol Med Chir 2016 15; 56(11):716-723

RESUMO

Tema: A epilepsia temporal (ET) é uma doença incapacitante, caracterizada sobretudo pela sua resistência aos medicamentos. O défice cognitivo (IC) afecta cerca de metade dos doentes e tem um impacto na sua vida quotidiana, constituindo um handicap invisível. Os testes neuropsicológicos são utilizados para identificar o défice cognitivo. Vários factores sócio-epidemiológicos, clínicos, eléctricos e radiológicos interferem com o início do declínio cognitivo.

Objetivo: O objetivo do nosso trabalho é avaliar a presença, a extensão e o tipo de TC em doentes com TE e, em seguida, estudar as suas possíveis correlações com dados epidemiológicos e clínicos, por um lado, e dados imagiológicos, por outro.

Métodos: Realizámos um estudo transversal durante um período de 6 meses (maio-novembro de 2022), incluindo doentes seguidos no Serviço de Neurologia do Hospital Universitário Habib Bourguiba, em Sfax, por TE, de acordo com os critérios da Liga Internacional contra a Epilepsia (ILAE). Os nossos doentes foram submetidos a um exame clínico cuidadoso e a uma avaliação neuropsicológica exaustiva. Todos os doentes foram submetidos a um EEG e a uma ressonância magnética cerebral.

Resultados: Foram incluídos 32 doentes (13 homens e 19 mulheres). A idade média dos nossos doentes era de 35 anos [19-92 anos]. Em comparação com as pontuações neuropsicológicas obtidas no grupo de controlo, verificámos que os nossos doentes apresentavam um défice cognitivo acentuado, nomeadamente nas áreas da VTI, da atenção e, sobretudo, da memória episódica verbal e visual. A capacidade executiva e a perceção visuoespacial estavam intactas. Relacionámos a gravidade deste défice com um conjunto de factores sócio-epidemiológicos (idade, idade de início da ET e nível de escolaridade) e com a gravidade da epilepsia (frequência das crises e resistência aos medicamentos). Encontrámos correlações significativas entre o uso de Clonazepan e o grau de comprometimento cognitivo, especialmente o comprometimento da atenção. A presença de uma lesão temporal, especialmente esclerose hipocampal, foi a causa mais comum de comprometimento da memória episódica. A lateralidade da zona epileptogénica caracterizou a natureza da memória episódica afetada: se esta ZE se situa à esquerda, a perturbação é sobretudo verbal, ao passo que, se se situa à direita, notamos uma queixa de memória visual, uma vez que a lesão à esquerda é mais prejudicial.

Conclusão: No final do nosso trabalho, salientamos a importância de identificar a TC para melhorar a gestão subsequente e minimizar o seu impacto numa população que é frequentemente jovem e ativa.

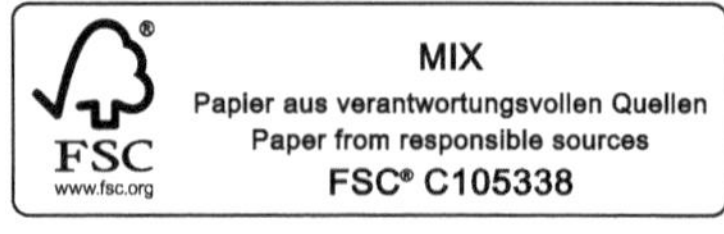

Printed by Books on Demand GmbH, Norderstedt / Germany